CONTRIBUTION A L'ETUDE

DE

L'ALBUMINURIE CANTHARIDIENNE

PAR

Eugène REUET,

Docteur en médecine de la Faculté de Paris,
Externe des hôpitaux,
Médaille de bronze de l'assistance publique.

PARIS

A. PARENT, IMPRIMEUR DE LA FACULTÉ DE MÉDECINE
A. DAVY, successeur
31, RUE MONSIEUR-LE-PRINCE, 31

1881

CONTRIBUTION A L'ETUDE

DE

L'ALBUMINURIE CANTHARIDIENNE

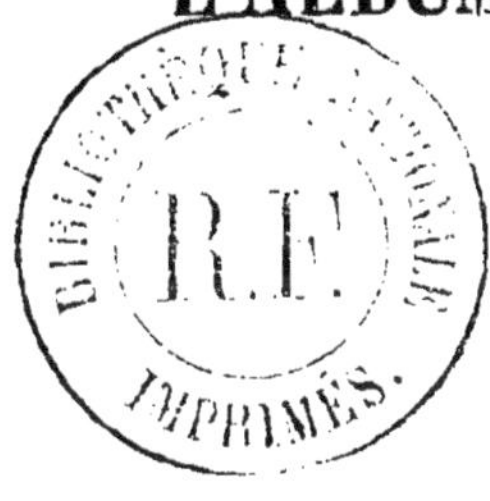

PAR

Eugène REUET,

Docteur en médecine de la Faculté de Paris,
Externe des hôpitaux,
Médaille de bronze de l'assistance publique.

PARIS

A. PARENT, IMPRIMEUR DE LA FACULTÉ DE MÉDECINE
A. DAVY, successeur
31, RUE MONSIEUR-LE-PRINCE, 31

1881

A LA MÉMOIRE DE MA MÈRE

A MON ONCLE, A MA TANTE

A MA FAMILLE

A MES AMIS

Reuet.

A MON PRÉSIDENT DE THÈSE

M. LE PROFESSEUR BROUARDEL

Professeur de médecine légale à la Faculté de médecine de Paris,
Médecin de l'hôpital de la Pitié,
Officier de la Légion d'honneur.

A MON MAITRE ET AMI, LE DOCTEUR BARTH

Mes plus sincères remerciements pour les leçons qu'il n'a cessé de me donner pendant tout le cours de mes études médicales.

A MES MAITRES DANS LES HOPITAUX

M. LE DOCTEUR LAILLER

Médecin de l'hôpital Saint-Louis.
(Externat 1878.)

M. LE DOCTEUR BENJAMIN ANGER

Chirurgien de l'hôpital Saint-Antoine,
Chevalier de la Légion d'honneur.
(Externat 1879.)

M. LE DOCTEUR BUCQUOY

Médecin de l'hôpital Cochin.

M. LE DOCTEUR RIGAL

Médecin de l'Hôpital Saint-Antoine,
(Externat 1880-81.)

CONTRIBUTION A L'ÉTUDE

DE

L'ALBUMINURIE CANTHARIDIENNE

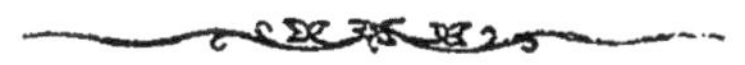

INTRODUCTION.

Parmi les agents les plus habituels du traitement révulsif, si utile dans beaucoup de maladies, les vésicatoires cantharidiens tiennent depuis longtemps la première place ; la facilité de leur application, la promptitude de leur action, l'espèce de mode enfin dont ils jouissent, fait qu'ils sont employés, peut-être avec excès, dans la plupart des maladies ; et en fait, il est peu d'affections internes ou externes dans lesquelles on n'en ait préconisé l'usage.

L'une des raisons principales qui ont rendu le vésicatoire cantharidien si populaire, c'est le renom d'innocuité dont il jouit auprès de la plupart des médecins; cependant quelques voix se sont élevées de temps à autre pour signaler les inconvénients sérieux de l'emploi peu ménagé des vésicatoires, et au nombre de ces inconvénients l'un des plus graves est certainement dans l'influence spéciale que la cantharide paraît exercer sur les voies urinaires ; influence le plus souvent passagère et superficielle, mais quelquefois très sérieuse et qui, exceptionnellement, peut présenter un degré de gravité capable de faire hésiter les partisans les plus déterminés du vésicatoire.

Les accidents qui peuvent résulter de l'application de la cantharide sur le tégument externe sont pour la plupart bien connus. Divers auteurs, presque tous français, y ont insisté à diverses reprises ; cependant, il est certaines formes du cantharidisme réno-vésical qui souvent passent inaperçues, et, pour ne pas chercher les complications de ce genre, un grand nombre de médecins les croient beaucoup plus rares qu'elles ne le sont en réalité. C'est à mettre en relief les formes insidieuses et en quelque sorte latentes du cantharidisme réno-vésical que nous nous sommes attaché dans le présent travail ; quelques expériences instituées dans le service de M. le professeur Brouardel, nous ont permis de constater que l'albuminurie cantharidienne est loin d'être rare, et que, dans le cours de certaines maladies aiguës, elle se produit avec une soudaineté et une intensité tout à fait remarquables. Souvent, lorsque dans le cours d'une pneumonie, par exemple, on vient à examiner les urines, on constate l'existence d'une albuminurie considérable et, sans se rappeler l'influence du vésicatoire appliqué la veille, on est disposé à attribuer ce phénomène à la maladie elle-même et à en déduire un pronostic plus ou moins sérieux ; cependant l'albuminurie cesse aussi brusquement qu'elle est venue, et on a peine à s'expliquer un changement aussi subit : le malade n'a présenté ni dysurie ni aucun signe de cystite, cependant c'est à l'influence de la cantharide, exclusivement, qu'il faut rapporter la brusque altération de la sécrétion urinaire, et si, après l'application d'un second vésicatoire, on vient à répéter les mêmes recherches, on voit se reproduire la même série de phénomènes.

Cette albuminurie cantharidienne sans cystite est cliniquement assez mal connue ; nous avons eu occasion d'en observer plusieurs exemples ; d'après quelques observations éparses dans la science, elle pourrait dans certains cas devenir permanente et entraîner à sa suite une altération grave de l'organe rénal ; il n'est donc pas sans intérêt d'étudier les phénomènes de ce genre et d'envisager comparativement les diverses formes du cantharidisme réno-vésical.

Sans avoir la prétention d'embrasser tout l'ensemble de cette question, nous espérons que nos modestes recherches attireront sur ce point l'attention des cliniciens et les engageront à étudier de plus près les inconvénients possibles d'un moyen thérapeutique dont on a souvent abusé.

Avant d'entrer en matière, nous adresserons tous nos remercîments à notre président de thèse, M. le professeur Brouardel, dont la bienveillance nous a beaucoup aidé dans nos recherches.

DÉFINITION ET DIVISION DU SUJET.

L'influence de la cantharide sur l'organisme s'exerce d'une manière peu différente selon que cet agent toxique est ingéré par les voies digestives ou absorbé par la peau; nous ne pouvons étudier ici l'action de la cantharide à l'intérieur non plus que les résultats obtenus expérimentalement par divers auteurs; nous nous bornerons à examiner les divers accidents consécutifs à l'application des vésicatoires et nous insisterons particulièrement sur les formes qu'on pourrait appeler latentes du cantharidisme réno-vésical. Après quelques mots d'historique nous donnerons l'exposé des diverses formes cliniques de l'albuminurie cantharidienne en nous appuyant tout à la fois sur nos propres observations et sur celles des auteurs qui nous ont précédé.

Nous étudierons ensuite les lésions anatomiques qui ont pu être constatées dans les cas de ce genre; nous tâcherons d'élucider autant que possible la pathogénie et la physiologie pathologique des accidents en question, et enfin nous rechercherons sur quelles bases on peut établir la prophylaxie et le traitement. Nous terminerons ce travail en présentant, sous forme de conclusions, les résultats auxquels nos recherches nous ont permis d'arriver.

HISTORIQUE.

La question du cantharidisme réno-vésical, comme l'a dénommé Gubler, n'est pas fort ancienne.

L'influence des vésicatoires sur la vessie se trouve signalée d'une manière tout à fait incidente dans les thèses de Beaupoil (1), de Dutech (2), de Poumet (3), mais ces auteurs n'y ont attaché que peu d'importance.

Les premières observations un peu précises sont dues à Morel-Lavallée (4) qui, en 1844, dans une communication à l'Académie des sciences et ultérieurement dans divers mémoires, signala quelques troubles produits par les cantharides sur l'appareil excréteur de l'urine ; il décrivit exclusivement la cystite cantharidienne dont il distingua trois formes de gravité croissante : la première caractérisée seulement par la présence de l'albumine dans l'urine; les deux autres révélées par de vives épreintes au périnée, des douleurs au bas-ventre et dans les lombes, de l'ischurie, et surtout par le rejet avec les urines de fausses membranes plus ou moins volumineuses. Morel-Lavallée n'avait entrevu

(1) Beaupoil. Recherches médico-chimiques sur les vertus des cantharides. (Thèse de Paris, 1803.)

(2) Dutech. Mode d'action des vésicants. (Thèse de Paris, 1815.)

(3) Poumet. Recherches sur l'empoisonnement par les cantharides. (Thèse de Paris, 1842.)

(4) Morel-Lavallée (Comptes-rendus de l'Académie des sciences, juillet 1844-1846).

qu'un côté de la question, car il attribuait tous les accidents de cantharidisme a une action directe sur la vessie. Mise en liberté par l'acidité de l'urine, la substance médicamenteuse aurait, selon lui, déterminé sur place une vésication avec exsudation séro-albumineuse s'épanchant dans la vessie et se mélangeant au produit de la sécrétion rénale.

Bouillaud (1), plus clairvoyant, reconnut la part importante qu'il fallait attribuer à l'organe rénal; pour lui, l'action topique de la cantharide a lieu surtout sur les reins dont les éléments sécréteurs subissent son action vésicante et, par suite de cette irritation sécrétoire, l'urine se charge d'albumine. C'est donc une néphrite et non une cystite qui est le point de départ de l'albuminurie cantharidienne.

Ces deux opinions vraies l'une et l'autre avaient le tort d'être trop exclusives. Gubler avec son talent si original et son intuition si profonde se chargea de les concilier; dans un chapitre des Commentaires thérapeutiques du Codex reproduit et complété plus tard dans un article du Dictionnaire encyclopédique des sciences médicales, il donna une étude complète du cantharidisme réno-vésical; d'après lui, la cantharide absorbée par les vaisseaux cutanés est d'abord neutralisée par l'albumine du sang, d'où son innocuité tandis qu'elle parcourt le torrent circulatoire. Mais sécrétée en abondance par la glande rénale et remise en liberté, elle exerce son action irritante sur le rein

(1) Bouillaud. Albuminurie cantharidienne (Revue médico-chirurgicale, 1848).

d'abord, puis sur la vessie, quelquefois exclusivement sur l'un ou l'autre de ces organes, d'où l'albuminurie et la cystite qui peuvent se montrer simultanément ou isolément. Tout en signalant l'importance de ces accidents, Gubler déclarait qu'ils étaient rares et se produisaient tout au plus dans un dixième des cas; cette proportion indiquée par l'éminent professeur paraît trop faible et est souvent dépassée. Quant à la gravité qu'ils peuvent présenter, elle ne serait pas très grande en général, et le cantharidisme réno-vésical ne constituerait qu'un accident léger et sans conséquence.

Cette dernière conclusion a été combattue récemment par MM. Galippe (1) et Cornil (2) qui, dans leurs recherches expérimentales, ont constaté au contraire que les accidents dus à l'absorption de la cantharide étaient fréquents et pouvaient être graves.

Quelques observations dues à MM. Ameuille, Blacher et Liouville semblent leur donner raison.

SYMPTOMATOLOGIE ET FORMES CLINIQUES.

Lorsque, dans le cours d'une maladie aiguë, on vient à appliquer sur le tronc ou à la racine des mem-

(1) Galippe. Bulletin de la Société de biologie, 25 juin 1874.

(2) Cornil. Des lésions des reins et de la vessie dans l'empoisonnement rapide par la cantharidine (Journal de Gubler, t. VII, 1880).

bres un vésicatoire de grande dimension, il n'est pas rare d'observer les phénomènes suivants :

Quatre à six heures après le début de l'action vésicante, le malade est pris d'envies fréquentes d'uriner, la miction, d'abord aisée, devient bientôt pénible et est suivie d'une sensation de cuisson au niveau du méat urinaire ; cette douleur augmente rapidement d'acuité, bientôt il se produit des épreintes vésicales, parfois même un véritable ténesme ; la région lombaire est le siège de vives douleurs ; en même temps l'émission de l'urine devient de plus en plus fréquente, mais elle se fait lentement, péniblement, et chaque goutte d'urine qui s'échappe donne au malade la sensation d'une goutte de plomb fondu qui traverserait l'urèthre (Morel-Lavallée). Souvent la miction s'arrête brusquement et cet arrêt détermine des douleurs excessives ; au bout d'un temps plus ou moins long, une sorte de flocon transparent, parfois fort volumineux, est expulsé avec de nouvelles douleurs et l'excrétion urinaire se rétablit pour quelques instants jusqu'à ce qu'un obstacle de même nature vienne l'arrêter encore une fois.

L'urine ainsi rendue est peu abondante, louche, très colorée, elle renferme parfois une quantité variable de sang ; déposée dans un vase, elle laisse un sédiment plus ou moins opaque dans lequel on reconnaît sans peine les flocons épais qui faisaient obstacle à la miction. Ces flocons examinés au microscope paraissent constitués par de la fibrine englobant des leucocytes ; ils peuvent atteindre le volume d'une petite cerise.

Traitées par l'acide nitrique, ces urines laissent déposer un coagulum blanchâtre, grumeleux, offrant tous les caractères de l'albumine.

Ces accidents sont ordinairement de courte durée ; au bout de vingt-quatre ou trente-six heures, la dysurie cesse, les douleurs lombaires et hypogastriques se calment ; l'urine reprend ses caractères normaux, l'acide nitrique n'y décèle plus d'albumine ; tout rentre ainsi dans l'ordre jusqu'au moment où l'application d'un nouveau vésicatoire vient reproduire la même série de phénomènes.

Tel est dans son ensemble le tableau sommaire du cantharidisme réno-vésical ; mais la forme n'en est pas toujours identique et, suivant la prédisposition individuelle, suivant certaines autres influences que nous aurons à examiner plus loin, les accidents dus à l'absorption de la cantharide peuvent affecter des formes cliniques variées. Nous en décrirons trois principales.

A. — *Cystite cantharidienne.* — Dans cette forme qui est la plus commune, ou du moins la plus communément observée, l'action du médicament paraît s'exercer surtout sur la vessie ; la sensation de cuisson au méat est le premier symptôme appréciable.

Quelquefois elle est exclusivement localisée en ce point, ce qui indique une cystite du col vésical ; mais parfois aussi elle s'étend à l'hypogastre, qui devient le siège d'une certaine sensibilité à la pression.

Cette douleur atteint son plus haut degré d'acuité

à la fin de la miction, mais elle persiste dans l'intervalle et elle est souvent assez violente pour arracher des cris au malade. Elle est parfois accompagnée d'un ténesme rectal des plus pénible, mais ce dernier symptôme est exceptionnel.

Chez la femme, on constate en outre une sensation de pesanteur au périnée avec prurit vulvaire très pénible ; la rétention d'urine est parfois absolue et nécessite le cathétérisme.

Lorsqu'on examine les urines dans ces circonstances, on les trouve généralement limpides, mais foncées, quelquefois elles sont troubles et rarement on y constate la présence d'une petite quantité de sang.

Leur réaction est acide, leur odeur n'a rien de particulier ; quand on les laisse reposer, on voit se former un sédiment épais, formé de flocons d'apparence polypeuse d'un volume variable et pouvant atteindre la grosseur d'une noisette ; ces flocons, souples et tenaces comme du blanc d'œuf, exhalent une odeur fade particulière, ils sont opalins et demi-transparents. Au microscope leur texture très simple se montre formée par un réticulum fibrineux, à larges mailles, renfermant des éléments cellulaires variés ; parmi ces éléments les leucocytes dominent en général, ils sont plus ou moins intacts, très granuleux et de petit volume ; parmi eux on découvre des cellules arrondies à noyaux appartenant aux bassinets et aux uretères et aussi des cellules vésicales isolées ou par groupes, reconnaissables à leur forme dentelée et irrégulière. Presque toujours, l'acide nitrique révèle dans ces urines la présence d'une certaine quantité d'albumine ; cette albuminurie quand elle existe n'est pas nécessairement proportionnée à l'acuité des troubles fonctionnels ; dans certains cas de cystite intense, la quantité d'albumine est très insignifiante, tandis que nous verrons dans une autre forme une albuminurie considérable ne se révéler par aucun phénomène douloureux.

La cystite cantharidienne, telle que nous venons de la décrire, constitue un simple accident local; bien que très douloureuse, elle n'est pas, en général, accompagnée de fièvre; très promptement, à la suite d'un lavement laudanisé, ou même sans aucun traitement, les épreintes se calment, la cuisson du méat disparaît et les flocons fibrineux cessent d'être excrétés avec les urines.

Les observations suivantes montrent assez exactement la marche et l'allure de cette forme.

Obs. I. — Planchet (Léontine), 24 ans, salle Trousseau, n° 27. Métrite congestive. Engorgement péri utérin ; métrorrhagie abondante. Fièvre légère, (6 ventouses scarifiées en ceinture sur le bas-ventre. — Repos au lit).

Les douleurs continuent plus intenses à droite. Application d'un large vésicatoire le 27 juin.

L'urine ne renferme pas trace d'albumine avant le vésicatoire.

Le 28. La malade ressent de très vives douleurs, la difficulté pour uriner est très grande ; elle ne peut rendre que quelques gouttes d'urine et au prix des plus cruelles souffrances.

L'urine examinée ne contient pas d'albumine. La nuit, le ténesme vésical est porté à un tel point qu'on est obligé de la sonder.

Toujours pas d'albumine dans l'urine.

Obs. II. — Hugon (Elise), salle Trousseau, n° 7, accouchée depuis un mois, a nourri son enfant environ une quinzaine de jours; contracte dans le service une broncho-pneumonie légère : râles sous-crépitants fins à gauche, point de côté, gêne dans la respiration, fièvre modérée.

L'application répétée de teinture d'iode ne modifiant point la douleur de côté, on applique sur le côté gauche en arrière un vésicatoire d'une superficie de 12 cent. sur 15 cent.

Le 23. Au soir, nouvel examen d'urine (4 heures après l'application). L'urine est trouble et contient de nombreux flocons d'apparence gélatineuse, mais pas trace d'albumine.

Le 24. La malade n'a éprouvé aucune douleur dans les reins et n'a pas uriné plus fréquemment.

L'urine du reste ne contient aucune trace d'albumine.

Obs. III. — (Liouville, Gazette médicale de Paris, 1873.) — M. Liouville présente la vessie d'un individu atteint de cystite cantharidienne à la suite de l'application successive de sept vésicatoires dans le cours d'une pleuro-pneumonie.

Les urines étaient très-rares, on n'y a pas constaté la présence de l'albumine, on y a trouvé seulement quelques globules sanguins.

La vessie est très petite, revenue sur elle-même; la muqueuse est fortement injectée, présente quelques petites hémorrhagies et est tapissée d'une couche de mucus. Les bassinets sont également injectés et les reins présentent un léger degré de néphrite.

Obs. IV. — Le Bulletin de thérapeutique (t. XLVII, 1854) contient deux observations d'enfants portant au bras un vésicatoire permanent simulant les symptômes de la pierre.

La difficulté d'uriner s'accompagne de douleurs tellement violentes parfois que la face se couvre d'une sueur froide, d'une pâleur mortelle et offre tous les signes de la plus vive anxiété.

L'émission des urines se fait par saccades, le jet s'arrête tout à coup pour repartir ensuite et s'arrêter de nouveau ; l'enfant accuse des picotements à l'extrémité du gland. Si l'on examine les urines, on constate presque toujours la présence dans le liquide de pellicules blanchâtres constituées par de véritables fausses membranes.

B. — *Néphrite cantharidienne superficielle.* — Cette forme, soupçonnée par Morel-Lavallée qui avait observé dans certains cas que la présence de l'albumine dans l'urine constituait le seul symptôme morbide, cette forme, disons-nous, est loin d'être rare, et si elle a peu attiré l'attention des auteurs, c'est parce que, dans la majorité des cas, l'absence de tout symptôme fonctionnel la fait passer inaperçue.

Ici point de cystite, point d'envies fréquentes d'uriner, point de douleur au méat, mais seulement quelques douleurs lombaires, une sensation vague de pesanteur dans les reins; l'urine rendue en quantité notable, bien que moins abondante qu'à l'état normal, est limpide, légèrement trouble et semblable à du bouillon; par le repos, elle ne laisse déposer ni pus ni flocons fibrineux, mais seulement un léger nuage très peu abondant dans lequel le microscope décèle des cellules épithéliales provenant des tubuli, quelquefois des cylindres fibrineux, ou bien encore des cellules rondes des bassinets et quelques fragments d'épithélium vésical; ces derniers, comme on le sait, se rencontrent dans toutes les urines. Si on traite le liquide urinaire par la chaleur et l'acide nitrique, on constate la formation d'un précipité abondant offrant tous les caractères du précipité albumineux. Dans les cas où l'urine, avant l'application du vésicatoire, était déjà légèrement albumineuse, la quantité d'albumine augmente considérablement d'une manière subite qui ne peut laisser aucun doute sur l'influence causale du vésicatoire.

C'est surtout dans les maladies aiguës, telles que la pneumonie, la fièvre typhoïde, que cette forme de cantharidisme est le plus souvent observée. Sa durée est en général assez courte; au bout d'un jour ou deux l'albumine diminue, puis disparaît ou du moins retombe au taux qu'elle présentait avant l'application du vésicatoire. Si l'on a de nouveau recours à l'emplâtre vésicant, on peut voir se répéter le même processus. L'observation suivante en montre un exemple remarquable.

Obs. V. — (Salle Trousseau 42). — Vandorpe (Julie) 28 ans; vaginite intense avec douleurs dans la fosse iliaque droite. Etat général bon, sans fièvre.

Le 5. Urine sans albumine ni mucus. Vésicatoire de 15 sur 15 sur la fosse iliaque droite.

Dans la nuit, la malade ressentit de vives douleurs dans les reins sans ténesme vésical, elle urine facilemeut et sans souffrance aucune.

Le 6. L'urine extraite par le cathétérisme donne un abondant précipité albumineux par la chaleur et l'acide nitrique.

Les urines retirées par le cathétérisme immédiatement après la levée du vésicatoire étaient claires et ne renfermaient pas de flocons fibinreux.

Un tube rempli de cette urine après vingt-quatre heures de repos présente un dépôt sédimenteux peu abondant; examiné au microscope, on n'y trouve point de réseau fibrineux, mais seulement quelques globules blancs, quelques cellules arrondies moins volumineuses que celles de la vessie et rappelant l'épithélium du bassinet; enfin des masses amorphes, granuleuses, très réfringentes, formées par de très petites particules de substances grasses, de plus des bactéries en chaînettes extrêmement nombreuses occupent le liquide. En somme, bien qu'on ne trouve pas cylindres rénaux, néanmoins l'absence de réseaux fibrineux et d'épithélium vésical fait écarter toute idée de cystite.

Le 7. L'albumine existe encore dans l'urine, mais en moindre quantité, et disparaît totalement le soir.

Le 3 juillet. Un nouveau vésicatoire est appliqué sur la région hypogastrique ; l'urine de la veille examinée avec soin ne contient pas d'albumine et au microscope on n'y trouve pas d'éléments figurés.

Le 4. La malade n'a éprouvé ni dysurie ni douleur à l'hypogastre, mais elle a ressenti comme la première fois des douleurs lombaires très vives.

L'urine recueillie au moment de la levée du vésicatoire est fortement albumineuse et se prend en une masse caillebotée par la chaleur et l'acide nitrique ; au microscope on y trouve quelques cellules vésicales, les unes isolées, les autres réunies par groupes ; on y voit aussi quelques cellules rondes à protoplasma granuleux et à noyaux volumineux et brillants (cellules de l'uretère et du bassinet) ; enfin quelques globules blancs et quelques hématies en petit nombre. On n'y trouve pas de coagula fibrineux.

Le 5. Pas de symptômes nouveaux, les urines sont encore fortement albumineuses (1 gr. 50 par litre).

Le 6. Les urines sont revenues à l'état normal et ne contiennent plus d'albumine.

Obs. VI. — (Salle Trousseau, 46).— Penavare (Marie), 28 ans, domestique. Tuberculose au deuxième degré, hémoptysies fréquentes, sans fièvre.

Le 17 juin. Application d'un vésicatoire au sommet gauche. L'urine ne renferme ni albumine ni mucus avant l'application.

Le 18. La malade a bien reposé la nuit, n'a éprouvé aucune douleur ni dans les reins ni dans la vessie. L'urine retirée par le cathétérisme et traitée par la chaleur et l'acide nitrique contient une assez forte proportion d'albumine.

Le 19. Urine toujours albumineuse, contient des flocons transparents, quelques-uns atteignent le volume d'une cerise et ont une apparence gélatineuse, polypoïde.

Au microscope ces flocons dissociés à l'aide des aiguilles se montrent formés de faisceaux parallèles d'une substance amorphe fibrillaire et ne contenant presque pas d'élements figurés; à peine si de loin en loin on y découvre quelques globules rouges; la plus grande partie n'en renferme pas.

Quant à la partie liquide, elle est complètement dépourvue d'éléments figurés.

Ces urines si pauvres en éléments figurés n'en sont pas moins fortement albumineuses.

L'urine du 19 juin, toujours albumineuse, examinée au microscope, ne contient qu'un très petit nombre d'éléments figurés parmi lesquels une quantité insignifiante de globules blancs, quelques globules rouges et quelques rares cellules de revêtement vésical.

Le 20. L'albumine n'a plus reparu dans l'urine.

Obs. VII. — Galland (Henriette), 24 ans, salle Trousseau no 5. Tuberculose au deuxième degré, localisée surtout dans le côté droit où l'on entend un souffle tubaire intense, tuberculose fébrile. — Diarrhée abondante, vésicatoire le 17 juin d'une superficie d'environ 15 cent. sur 12.

L'urine, examinée avant, ne contient pas d'albumine.

Le 18. Dans la nuit, la malade n'a pu reposer, tant la douleur pour uriner était violente ; ténesme vésical et rectal ; souffre un peu dans le bas-ventre, aucune douleur lombaire.

L'urine retirée par le cathétérisme est rare et contient quelques lambeaux fibrineux teintés de sang.

La chaleur et l'acide nitrique donnent un précipité franchement albumineux.

Le sédiment examiné au microscope présente d'une part des masses fibrineuses formant un lacis feutré; dont les mailles renferment une quantité considérable de globules blancs et rouges entremêlés, d'autre part, dans la partie liquide, des globules rouges crénelés et diversement altérés, des leucocytes granuleux et des cellules rondes analogues aux leucocytes trois ou quatre fois plus volumineux et qui présentent pour la plupart un noyau très distinct; ces cellules paraissent appartenir aux cellules endothéliales qui revêtent les bassinets et les uretères.

De rares cellules vésicales s'aperçoivent également, les unes libres, la plupart englobées dans le réseau fibrineux dont on a parlé tout à l'heure, on ne découvre pas de cylindres.

Ces urines chauffées et filtrées se coagulent en masse, elles contiennent une quantité d'albumine hors de proportion d'avec celle du sédiment fibrino-sanguin.

Le 19. L'albumine persiste, mais moins abondante que les jours précédents. Urine encore très trouble, le sédiment contenait des flocons semblables à ceux d'hier ; au microscope on y découvre de nombreux globules blancs beaucoup plus uniformes quant à la dimension qu'ils n'étaient hier.

Pas de globules rouges, quelques cellules des bassinets et de la vessie.

Bactéries innombrables dans le liquide.

Le 20 L'albumine n'existe plus.

Obs. VIII. — Maleau (Lucie), 21 ans salle Trousseau, n° 23. Métrite subaiguë hémorrhagique, exaspérée par l'application d'un spéculum faite il y a huit jours. Douleur violente dans le côté droit, empâtement dans le cul-de-sac du même côté. Névropathie.

Le 27 mai. Application d'un large vésicatoire sur le côté droit, les urines examinées au préalable et retirées par le cathétérisme ne donnent pas de précipité albumineux.

Le 27 mai au soir, température 40°, douleurs violentes pour uriner ; à chaque instant la malade fait de violents efforts pour rendre avec beaucoup de peine quelques gouttes d'urine.

Elle éprouve aussi des douleurs dans les reins et les cuisses qu'elle compare aux douleurs de l'acouchement.

L'urine extraite par le cathétérisme est limpide et transparente, mais renfermant de nombreux flocons d'apparence gélatineuse.

Précipité albumineux très abondant par la chaleur et l'acide nitrique.

L'examen au microscope du sédiment montre de nombreux globules de pus, les uns libres, les autres renfermés dans un réseau fibrineux à mailles longues et fines qui renferment également de nombreuses cellules vésicales reconnaissables à leur forme anguleuse et irrégulière. En quelques points, des masses granuleuses, brunâtres, de forme vaguement cylindrique, se voient dans l'épaisseur des flocons fibrineux, mais en dépit d'un examen des plus attentifs, nous ne constatons pas la présence de cylindres isolés.

Le 27. T. 39° 4. La malade souffre toujours beaucoup des reins, mais n'a plus de ténesme vésical ; aujourd'hui angine pultacée avec plaques blanchâtres sur l'amygdale gauche et rougeur diffuse de la gorge et de la luette.

L'urine donne encore un fort précipité albumineux par la chaleur et l'acide nitrique.

Le 28. La douleur des reins persiste, mais sans ténesme vésical L'urine retirée par le cathétérisme ne renferme plus qu'un léger précipité albumineux.

L'examen du sédiment donne des myriades de bactéries en bâtonnets et en chaînettes de deux ou quatre points et beaucoup de points isolés, quelques leucocytes mais peu nombreux, et de larges plaques de desquamation vésicale formées de cellules vésicales parfaitement reconnaissables.

Le 29. Plus d'albumine.

Obs. IX. — Lelandais (Marie), salle Trousseau, n° 8. Tuberculose fébrile, excavations aux deux sommets, points pleurétiques très douloureux à gauche qui nécessitent l'application d'un vésicatoire.

L'urine examinée avant l'application ne donne pas de précipité ni par l'acide nitrique ni par la chaleur.

Le lendemain, l'urine retirée par le cathétérisme donne par les deux réactifs un précipité franchement albumineux.

La malade a accusé un peu de pesanteur dans la région lombaire la miction se fait facilement et sans douleur.

L'albuminurie persiste pendant quarante huit heures.

Obs. X. — Colin (Elise), 22 ans, nourrice, salle Trousseau, habite Paris depuis un mois fièvre typhoïde, température très élevée. Congestion pulmonaire intense à la base gauche (six vent. scarifiées).

26 juin. L'urine retirée par le cathétérisme donne par la chaleur une légère opalescence et par l'acide nitrique une petite zone d'albumine mais très legère; application d'un large vésicatoire à la base et en arrière.

Le 27. La nuit, fréquentes envies d'uriner et douleurs lombaires assez intenses pour empêcher tout sommeil.

L'urine retirée par le cathétérisme donne une notable quantité d'albumine.

Le 28. L'urine est toujours fortement albumineuse, quelques douleurs dans les reins et pendant la miction.

Le 29. L'albumine est revenue à l'état où elle était auparavant.

Obs. XI (Bouillaud).— Calville, 32 ans, mouleur, d'une constitution moyenne, était malade depuis huit jours, lorsqu'il fut admis à la clinique le 29 avril 1847.

30 avril. On porte le diagnostic suivant : pleurésie avec épanchement médiocre.

Le caillot d'une saignée de trois palettes offrait une belle couronne inflammatoire avec forte rétraction.

Les urines étaient claires, et ne se troublaient pas par l'acide nitrique.

(Prescription ; saignée; ventouses scarifiées sur le côté malade et large vésicatoire sur le même côté.)

Le 1er mai. Les urines limpides, précipitaient assez abondamment par l'acide nitrique.

Le 2. Les urines de ce matin, d'une teinte jaune paille, traitées par l'acide nitrique, déposent un sédiment floconneux, blanchâtre.

3 mai. Les urines limpides d'une teinte jaune paille ne se troublent plus par l'acide nitrique.

Obs. XII.—Citée par Bouillaud, Revue médico-chirurgicale de

Paris 1848. — La nommée Girard était depuis huit jours affectée d'un violent rhumatisme articulaire aigu, avec endocardite.

Une saignée fut pratiquée le jour de son entrée; deux autres furent faites le lendemain.

Le troisième jour, une quatrième saignée et un vésicatoire sur la région précordiale.

On nota ce qui suit le lendemain de l'application du vésicatoire : urines opalines donnant un précipité blanc par l'acide nitrique, prenant l'aspect d'une solution d'orgeat, quand on les agite; les urines se troublent et fournissent également un précipité blanc quand on les chauffe jusqu'à l'ébullition.

L'analyse chimique d'une portion de ces urines, faite par M. Queven ne démontra que le liquide contenait une forte proportion d'albumine. Les jours suivants l'albuminurie diminua graduellement, mais elle n'avait complètement cessé que le seizième jour après l'application du vésicatoire (c'est une des albuminuries cantharidiennes les plus prolongées que nous ayons observées): du reste l'affection rhumatismale était dissipée à l'époque de la cessation de l'albuminurie.

C. — *Pyélo-néphrite aiguë grave.* — Cette forme, signalée par différents auteurs, est exceptionnelle; cependant on en connaît divers exemples qui ne permettent pas de douter de son existence. Elle a été reproduite expérimentalement sur les animaux par plusieurs observateurs, en particulier par MM. Galippe et Cornil.

Les symptômes observés dans les cas de ce genre sont d'une extrême intensité, il y a parfois des frissons suivies d'une fièvre plus ou moins vive; en même temps douleur profonde, contusive dans la région des reins avec irradiation le long des uretères, douleur au périnée et sensation de chaleur insupportable. Les urines, dès le début, sont rares, concentrées, parfois sanguinolentes; elles renferment des flocons fibrineux et même du pus; bientôt elles se suppriment tout à fait et l'anurie devient complète; des accidents graves, consécutifs à la suppression brusque des urines peuvent alors se manifester. On a vu quelquefois la mort s'en suivre. Nous n'avons pas eu occasion de rencontrer cette forme d'accidents; nous nous bornerons donc à relater ici quelques-uns des cas connus dans la science.

Obs. XIII (Bouillaud). — Le nommé Rameau, âgé de 22 ans, fut admis à la clinique le 18 novembre 1847 pour une fièvre continue avec état typhoïde et pneunonie du poumon droit. La maladie datait de quatre jours.

Le 19. Saignée de trois palettes; ventouses scarifiées sur l'abdomen.

Le 20. Un peu d'amélioration. L'état de prostration du malade ne permet pas d'insister sur les saignées générales. (Vent. scarifiées sur le côté droit de la poitrine et vésicatoire sur la même région.)

Les urines ne se troublent pas par l'acide nitrique.

Le 22. *Nouveau vésicatoire sur la même région le matin, et le soir vésicatoire sur la région sous-claviculaire droite.*

Le 23. Les urines précipitent abondamment par l'acide nitrique. Du reste aucune amélioration. Le délire s'ajoute aux symptômes de la pneumonie et l'on fut obligé d'attacher le malade. La pneumonie s'étendait de haut en bas à de nouvelles portions du poumon et tout annonçait une issue fatale.

Le 24. Les urines précipitent encore très abondamment par l'acide nitrique. L'état du malade s'aggrave et la mort survient le soir.

Autopsie 38 heures après la mort. — Les reins ont à peu près 12 centimètres de longueur sur 7 à 8 de largeur. Leur surface est d'un rouge sombre; leur capsule fibreuse, mince, transparente, se détache facilement, laissant à nu les étoiles de Verheyen fortement injectées et se détachant en teinte noirâtre sur la surface rouge de la substance rénale, laquelle, exempte de toute granulation, est parfaitement lisse. La rougeur de l'extérieur des reins pénètre dans la substance corticale. Les mamelons offrent une couleur rosée, et sont allongés et pointus.

La membrane interne des bassinets et des calices est abondamment injectée, et en quelques points violacée, comme ecchymosée; sa surface est inégale, grenue et parsemée de points blancs un peu saillants, irréguliers, formés par des pseudo-membranes très petites. Sur chaque rein, on trouve dans un des calices une fausse membrane d'un blanc jaunâtre assez résistante, libre dans une partie de son étendue, adhérente dans le reste à la membrane sous-jacente. La surface interne des deux uretères est semblable à celle des bassinets, et tapissée aussi de quelques fausses membranes disséminées dans toute leur longueur.

La vessie, à peu près vide, présente d'ailleurs une capacité sensiblement normale. Ses parois ont leur épaisseur ordinaire. Dans toute la région du bas-fond, on rencontre çà et là des plaques pseudo-membraneuses minces, blanchâtres, fortement adhérentes à la muqueuse, qui est un peu injectée au-dessous et autour d'elles.

A l'embouchure vésicale de chacun des uretères, on trouve un paquet de fausses membranes d'un blanc jaunâtre, assez résistantes, du volume d'une petite noisette, et adhérentes à la muqueuse, sur laquelle elles forment un relief très prononcé. La surface de ces paquets est inégale et la muqueuse est un peu injectée à leur voisinage.

Obs. XIV (Bouillaud). — Françoise Prempt, affectée d'une pleuro-pneumonie, fut admise à la Clinique le 30 juin 1847, elle fut saignée à son entrée.

1er juillet. Nouvelle saignée, ventouses scarifiées sur le côté malade, et vésicatoire sur la même région.

Le 2. La malade ne se plaint que de la douleur produite par le vésicatoire. Les urines sont limpides, elles ont déposé au fond du vase quelques flocons transparents; *elles précipitent abondamment par l'acide nitrique.*

La malade succombe le 4.

Autopsie. 30 heures après la mort; les reins sont rouges,

congestionnés. *La membrane interne des calices et des bassinets offre des arborisations vasculaires qui lui donnent une couleur rouge.*

La vessie, entièrement revenue sur elle même, est vide. La membrane interne est parsemée d'ecchymoses oblongues, d'un rouge vif, tranchant sur le fond assez pâle de cette membrane; ces ecchymoses sont tapissées de petites plaques grisâtres faciles à détacher.

Obs. XV. (Obs. du nommé Cordhomme citée par M. Bouillaud, juin 1847.) — Cet homme est atteint d'une affection aiguë de poitrine qui oblige à une saignée et à une application de ventouses scarifiées à la partie postérieure de la poitrine.

26 juin. Large vésicatoire sur toute la région scarifiée.

Le 27. Le malade se plaint d'avoir eu de fréquentes envies d'uriner et des douleurs pendant l'émission des urines; celles du matin sont légèrement troubles, d'un jaune assez foncé; au fond du vase qui les contient, il existe une masse floconneuse du volume d'un pois ressemblant à une concrétion fibrineuse ou pseudo-membraneuse et à la surface de laquelle on distingue deux ou trois points rouges; traitées par l'acide nitrique, les urines précipitent abondamment en blanc; quand on agite la masse du liquide, elle prend l'aspect et la consistance d'un looch ou d'une émulsion.

Le 28. Les urines furent rendues sans douleur, et n'offrent aucun dépôt; elles sont parfaitement claires et précipitent très abondamment par l'acide nitrique; à partir de ce jour jusqu'au 20 juillet suivant, les urines examinées chaque matin continuèrent à précipiter par l'acide nitrique; le malade était d'ailleurs guéri de l'affection intercurrente pour laquelle nous avions appliqué un vésicatoire.

20 juillet. Le pouls est devenu fébrile, oppression très forte avec douleur à la partie postérieure de la poitrine et râles crépitants des deux côtés. Large vésicatoire de chaque côté de la poitrine en arrière.

Les 21-22. Les urines examinées précipitent plus abondamment que les jours précédents.

Les 23-24. L'albuminurie persiste, aggravation des symptômes thoraciques (souffle bronchique intense), infiltration générale des membres inférieurs et bouffissure du visage. Malgré l'application d'un nouveau vésicatoire, le malade succombe le 26 juillet.

Autopsie. — Les reins sont d'un rouge très prononcé, si ce n'est à la surface antérieure et au sommet droit où l'on remarque de la pâleur. La capsule de ces organes, opaque en certains points, adhère assez fortement à leur surface, mais s'en détache sans emporter avec elle aucune parcelle de la substance corticale.

La membrane interne des calices, de bonne consistance, un peu épaisse, offre une injection arborescente qui, dans une portion du bassinet droit se change en un piqueté d'un rouge très vif et comme rutilant.

Obs. XVI. (Ameuille, Société médico-pratique de Paris, 1862. Néphro-cystite cantharidienne consécutive à l'application d'un vésicatoire. Mort, autopsie.) — « Un de nos honorables confrères, chargé d'un service au Val-de-Grâce, eut à traiter un jeune sous-officier pour une affection aiguë de poitrine, une pleurésie ; il appliqua sur la poitrine un large vésicatoire, quelques jours après, faisant constater aux médecins stagiaires la diminution considérable de l'épanchement et celle de la fièvre, il prescrivit un second vésicatoire qui fut fortement camphré et appliqué à la même place.

Dans la soirée, l'aide-major de service fut appelé pour les premiers accidents de cystite cantharidienne qui étaient survenus.

A la visite du lendemain, le médecin traitant trouve son malade en proie à un refroidissement général, à des maux de tête. La prostration était extrême, le pouls filiforme. Les urines d'abord albumineuses avaient fait place à un écoulement peu abondant, mais fréquent, de liquide presque exclusivement composé de sang. Tous les moyens furent inutiles, le malade succomba le lendemain.

A l'*autopsie*, on trouve du sang dans la vessie, dans les uretères et surtout dans les reins qui étaient parsemés de foyers apoplectiformes.

Obs. XVII. (Blacher, *France médicale*, 30 mai 1875.) — Le 11 décembre dernier je fus appelé à donner des soins à la jeune X..., âgée de 4 ans, demeurant rue Dubourg. Les parents me dirent qu'elle était enrhumée depuis une quinzaine de jours, mais qu'elle allait plus mal depuis la veille. A l'auscultation je trouvai les signes d'une pneumonie lobaire étendue au deux tiers du poumon gauche, respiration soufflante et râles crépitants fins. Il était évident que j'arrivais à la fin de la première période d'une de ces pneumonies lobaires fréquemment consécutives chez les enfants à un état catarrhal primordial abandonné à lui-même. La constitution de l'enfant était bonne et les parents n'accusaient aucune affection grave antérieure.

La respiration étant un peu haletante je prescrivis l'application immédiate en arrière, au sommet gauche, d'un vésicatoire camphré de 10cc/8 qu'on devait laisser dix heures en place, en même temps qu'on administrait par cuillerées un julep avec kermès 0 gr. 10.

Le lendemain, 12 décembre, je trouve moins de gêne dans la respiration, il y a eu tolérance pour le kermès, l'enfant n'a pas uriné depuis la veille et n'en sent pas le besoin; du reste, la percussion ne dénote pas d'urine dans la vessie et il n'y a pas eu de garde-robes. Je prescris un lavement avec eau de son et gros miel, et de la tisane de queues de cerise.

Le 13. La période d'engouement a fait place à l'hépatisation franche se traduisant par de la bronchophonie sans aucun râles. L'état général est bon, mais l'enfant n'a rendu qu'un verre à liqueur d'urine sans douleur. Je fais continuer la prescription.

Le 14. Même état, même quantité d'urine qu'on ne peut me montrer. Je prescris 5 grammes de bicarbonate de soude par litre de tisane.

Le 16 au soir on vient me chercher en toute hâte car l'enfant a des convulsions. Je trouve en effet la petite malade sans connaissance, la pupille insensible, les bras roidis par des convulsions toniques des fléchisseurs, les mains fortement fermées et les pouces recouverts par les autres doigts. Les fléchisseurs des pieds sont aussi violemment contracturés et les jambes fléchies sur les cuisses sans pouvoir les étendre. La face présente une légère bouffissure, les mains et les pieds ont du gonflement à leur face dorsale. Après quelques soins immediats consistant en frictions sèches, titillation des narines, l'enfant reprend connaissance, mais la contracture musculaire persiste. On me présente une quantité minime d'urine rendue dans les vingt-quatre heures. Analysée dans une pharmacie voisine, l'urine donne un précipité albumineux considérable par l'action de la chaleur, augmentant par l'addition d'un peu d'acide nitrique.

Le 16. Je trouve l'œdème de la face et des membres un peu augmenté, les grandes lèvres sont gonflées et devenues presque transparentes, la face a la couleur cireuse.

Le 17. Je trouve l'enfant assis dans son lit ; depuis la veille il y a eu trois garde-robes et des émissions d'urine remplissant un vase de nuit. Il y a toujours de la bouffissure de la face, des pieds, des mains et des grandes lèvres mais un peu moins de contracture. Il n'y a pas eu de convulsions. — Frictions avec teinture de scille et de digitale.

Le 18. Nouvelle amélioration : les grandes lèvres seules présentent un peu d'œdème, l'enfant a beaucoup uriné. L'urine ne donne plus que quelques traces d'albumine.

Les 20-22. L'enfant entre en pleine convalescence, il n'y a plus de gonflement œdémateux des jambes et des grandes lèvres. L'urine revient à l'état normal.

Les observations qu'on vient de lire en disent plus long sur la forme grave du cantharidisme réno-vésical que ne pourraient le faire des descriptions étendues ; nous n'insisterons pas davantage sur cette forme que nous n'avons pas eu l'occasion d'observer nous-même.

ANATOMIE PATHOLOGIQUE.

Les lésions déterminées par l'action de la cantharide sur l'appareil urinaire, ne sont pas très souvent constatées chez l'homme, car le cantharidisme réno-vésical est comme nous l'avons vu le plus souvent une affection bénigne; cependant quelques autopsies ont pu être faites, en particulier par Morel-Lavallée, par Bouillaud et par Ameuille. Les expériences instituées par M. Galippe et M. Cornil ont confirmé et complété les détails fournis par les précédents auteurs.

Les altérations anatomiques occupent surtout la vessie et les reins; nous les décrirons successivement dans chacun de ces organes.

Dans la vessie, on observe en général les lésions suivantes : le réservoir vésical est contracté, revenu sur lui-même, sa cavité très étroite présente des parois épaisses, comme œdémateuses. La surface interne, rugueuse et irrégulière, est d'une teinte rosée et parsemée de taches sanguines, d'ecchymoses plus ou moins nombreuses et irrégulières; souvent cette surface est tapissée par des dépôts gélatiniformes, par des fausses membranes fibrineuses au dessous desquelles on découvre quelquefois des érosions superficielles et même de petites eschares. Ces lésions offrent leur maximum d'intensité au niveau du bas-fond, vers l'orifice des uretères et tout autour du col vésical. Le liquide contenu dans la vessie est toujours en petite quantité; il est formé par du liquide sanguinolent ou même par du sang pur; quelquefois la vessie est complètement vide.

Les lésions rénales, plus intéressantes et moins anciennement connues, sont toujours très accentuées dans les cas où les accidents cantharidiens ont été suivis de mort. D'après Bouillaud, la substance des reins est d'un rouge foncé, la capsule fibreuse se détache aisément et au-dessous d'elle on découvre de nombreuses étoiles de Verheyen plus apparentes qu'à l'état normal ; il y a parfois de petits foyers sanguins dans le parenchyme.

Constamment la muqueuse des calices et des bassinets est hyperémiée, d'une teinte rouge et même violacée; sa surface est parsemée d'ecchymoses et, en certains points, il s'y rencontre de petits dépôts de fausses membranes (Bouillaud); du sang pur, liquide ou coagulé, peut se trouver dans la cavité des bassinets.

Les lésions microscopiques avaient échappé aux premiers observateurs ; elles ont été bien décrites par Cornil, Browicz (1) et Cantieri (2).

Les lésions sont essentiellement celles d'une néphrite épithéliale aiguë. La cantharidine éliminée par les glomérules, détermine d'abord la sortie des globules blancs et des globules rouges des vaisseaux gloméru-

(1) Browicz. Centralblatt für med. Wiss., 1879.

(2) Cantieri. Studi sperimentali della cantaride considerata come medicamento (Lo sperimentale, 1874).

laires, puis l'imprégnation et le gonflement des cellules de la capsule de Bowman et des tubes contournés par un liquide contenant des granulations hématiques. Peu de temps après, l'inflammation gagne les voies d'excrétion du rein, tubes droits et tubes collecteurs; elle est caractérisée par une modification de la forme de leurs cellules et par la migration des leucocytes. Ainsi les lésions d'abord limitées à la substance corticale, au labyrinthe, aux glomérules et aux tubes contournés, deviennent rapidement générales. Une substance hyaline, coagulable, s'épanche dans l'intérieur des tubuli pour constituer les cylindres qui sont fréquemment rendus avec les urines; ultérieurement les cellules altérées subissent la dégénérescence graisseuse et se desquament isolément ou par groupes.

D'après Browicz, on trouverait au niveau même des glomérules, entre le peloton vasculaire et la capsule de Bowman, une substance hyaline finement grenue dont l'accumulation rapide est sans doute le principal obstacle à la sécrétion urinaire.

PATHOGENIE ET PHYSIOLOGIE PATHOLOGIQUE.

Les accidents du cantharidisme réno-vésical ne se produisent pas constamment, même quand les conditions préalables sont en apparence identiques. Alors qu'on peut voir un malade subir impunément des applications répétées de vésicatoires sans éprouver ni cystite ni albuminurie, il n'est pas rare d'en observer d'autres chez lesquels les accidents cantharidiens se produisent dès la première application de l'agent révulsif et se répètent régulièrement chaque fois qu'on a recours au même moyen.

Nous tâcherons d'élucider les diverses conditions prédisposantes qui sont en jeu pour faciliter l'apparition des accidents ; nous étudierons ensuite le mode d'action de la cantharide sur l'appareil urinaire.

Parmi les conditions qui prédisposent à l'apparition du cantharidisme uro-vésical, les unes sont inhérentes à l'individu, les autres au mode d'application de l'agent révulsif.

On ne peut nier l'influence de l'idiosyncrasie en vertu de laquelle l'absorption d'une même dose de cantharidine, effectuée dans les mêmes conditions, restera sans effet appréciable chez un malade, déterminera une cystite chez un second, une albuminurie passagère chez un troisième, enfin chez un quatrième une néphrite grave et durable. La fréquence absolue des accidents a été diversement évaluée par les auteurs. D'après Vernois, elle serait de un sur deux environ, lorsqu'on se sert de l'emplâtre des hôpitaux ; Gubler, d'après ses recherches qui comprennent cent soixante-seize faits, fixe cette proportion à un sur dix. D'après nos propres recherches, la fréquence des accidents serait de deux sur sept environ.

L'influence du *sexe* qui a paru très réelle dans nos observations et qui a frappé également Gubler, s'explique peut-être par ce simple fait que, chez les femmes, la finesse plus grande de la peau permet l'absorption plus rapide du principe irritant et son passage en grande quantité dans l'appareil urinaire.

Une autre remarque assez importante est la fréquence manifeste des accidents réno-vésicaux et surtout de l'albuminurie dans les affections inflammatoires ; c'est ainsi que dans le relevé de Gubler, nous voyons figurer sur seize cas suivis d'accidents, huit pleurésies, quatre pleuro-pneumonies, une pneumonie, une broncho-pneumonie, deux phthisies rapides, deux péricardites. De même dans la plupart de nos observations, les malades étaient atteints d'affections aiguës ; ce fait permet de présumer que les maladies qui ont pour résultat de déterminer un certain degré de congestion des reins, comme c'est le cas pour toutes les affections inflammatoires aiguës, créent par le fait une véritable prédisposition aux accidents cantharidiens.

Il paraît en être de même des affections vésicales ou péri-vésicales, qui, en rendant la vessie plus susceptible, plus irritable en quelque sorte, préparent et facilitent l'action du poison cantharidien. Enfin, on voit que les vésicatoires sont nettement contre-indiqués dans la maladie de Bright et en général dans toutes les affections graves de l'organe rnénal. Nous devons dire, toutefois, que l'action délétère de la cantharide sur les reins malades est révoquée en doute par Gubler : ce point nécessite de nouvelles recherches.

Le mode d'application de l'emplâtre révulsif, son siége, ses dimensions, la durée de son séjour, ont également une certaine importance.

Il est facile de prévoir qu'un large vésicatoire qui ouvre une voie très étendue à l'absorption cutanée, agira plus fortement sur les reins et la vessie qu'un petit emplâtre de quelques centimètres de diamètre ; à dimension égale; il y a encore plus de chances d'accidents, quand le vésicatoire est appliqué sur le tronc que lorsqu'il est mis sur un membre, l'absorption étant nécessairement plus rapide dans le premier cas que dans le second; aussi, dans les affections aiguës de l'appareil thoracique où on applique volontiers un large vésicatoire, soit en arrière soit en avant de la poitrine, toutes les conditions sont réunies pour la production des accidents.

Enfin, la durée de l'application est aussi une considération à ne pas perdre de vue : dans les hôpitaux où les vésicatoires sont souvent laissés en place pendant vingt-quatre heures, les accidents cantharidiens sont sensiblement plus fréquents que chez les particuliers.

Quand à l'influence possible de l'application de l'emplâtre sur une surface excoriée, nos faits ne nous permettent pas de la nier ; nous dirons cependant que l'existence de scarifications récentes, considérée par Bouillaud comme très dangereuse, ne nous a pas paru présenter d'inconvénients bien notables.

Nous ne nous étendrons pas sur le mode d'action de la cantharide sur l'appareil urinaire; ce chapitre a été traité de main de maître par Gubler et nous n'avons rien a y ajouter. Comme on le sait, les premiers observateurs, Morel-Lavallée surtout, supposaient que la cantharide neutralisée dans le sang par sa combinaison avec la soude du sérum, reprenait sa liberté au contact de l'urine acide dans la vessie et qu'elle exerçait son action sur les parois de ce réservoir, d'où la conception de la cystite regardée comme la seule forme possible d'accidents.

Sans attaquer positivement cette théorie, Bouillaud avait montré que l'irritation cantharidienne s'exerçait non seulement sur la vessie mais sur les reins. Plus tard, Gubler après avoir prouvé que les cantharidates alcalins jouissent d'une activité toute aussi grande que la cantharide elle-même, a proposé une autre explication fort ingénieuse; d'après sa théorie, c'est l'albumine du sang qui neutralise provisoirement le principe vésicant à la faveur de la combinaison spéciale qu'elle contracte avec lui. « elle invisque ou elle enrobe la cantharidine dont la puissance demeure latente aussi longtemps que ce principe parcourt le torrent circulatoire, et ne se manifeste qu'au moment où sortie par la glande rénale et débarrassée de toute entrave, la cantharidine retrouve dans un liquide non albumineux le libre exercice de son activité. » (Gubler.)

Cette théorie est jusqu'à présent adoptée, et l'état actuel de la science ne nous en fournit point de meilleure.

TRAITEMENT.

Depuis que l'on connaît les accidents possibles du cantharidisme réno-vésical, beaucoup d'efforts ont été faits pour en diminuer les chances par un traitement prophylactique efficace.

Le meilleur moyen, sans contredit, serait de renoncer à l'emploi de la cantharide et de lui substituer un autre agent doué de propriétés moins fâcheuses. Mais les avantages que la cantharide présente aux thérapeutistes par la facilité de son application, par la promptitude et la sûreté de son action ne sont égalés par aucun des agents qu'on a proposé pour la remplacer ; on ne saurait donc y renoncer quant à présent.

Plusieurs moyens prophylactiques ont été successivement proposés pour combattre l'action fâcheuse des vésicatoires sur l'appareil urinaire. C'est ainsi qu'on a présenté les préparations alcalines à l'intérieur dans le but de neutraliser la cantharidine absorbée. Cette idée purement théorique a été démontrée fausse par les expériences de Gubler et de Delpech sur l'action des cantharidates alcalins.

Beaucoup de médecins, à l'exemple de Bretonneau, conseillent d'interposer un papier huilé entre l'emplâtre et la peau afin d'empêcher l'absorption. Mais on ne saurait empêcher l'absorption sans entraver l'action vésicante, et si le papier joseph huilé s'oppose à la production des accidents du cantharidisme, c'est sans doute en rendant plus lente et moins complète l'action des vésicatoires appliqués ; c'est là, on en conviendra, une solution bien imparfaite du problème.

Le procédé le plus en honneur, au moins il y a dix ou quinze ans, était l'emploi du camphre dont on saupoudrait la surface des vésicatoires dans l'espoir de neutraliser ainsi la cantharidine. Pour démontrer l'inefficacité de ce procédé, il suffit de rappeler avec Gubler l'observation d'Ameuille que nous avons rappelée plus haut ; dans ce fait, à la suite d'un vésicatoire *très bien camphré*, un malade éprouva des symptômes d'empoisonnement cantharidique et mourut dans la prostration. Ces divers moyens sont donc ou illusoires ou insuffisants et la seule prophylaxie possible nons paraît consister à limiter l'emploi des vésicatoires au strict nécessaire, à les appliquer d'une dimension moyenne, autant que possible sur une peau saine, à ne les laisser en place que juste le temps nécessaire pour produire le soulèvement de l'épiderme ; la formation de la cloche s'achève parfaitement bien sous un cataplasme. Enfin et surtout, on ne devra pas négliger de consulter la prédisposition individuelle ; on renoncera complétement aux vésicatoires et on aura recours à tout autre moyen chez les individus qui auront fait preuve antérieurement d'une susceptibilité particulière à la cantharide.

Le traitement curatif varie suivant l'intensité et la forme des accidents. En cas de cystite avec épreintes et ténesme douloureux, besoins fréquents d'uriner, etc.

un cataplasme laudanisé appliqué sur l'hypogastre calme très bien les douleurs, et un lavement émollient additionné de quelques gouttes de laudanum suffit en général à faire cesser les phénomènes, qui durent rarement plus de vingt-quatre à trente-six heures.

L'albuminurie dans sa forme légère disparaît d'ordinaire sans traitement ; quelques boissons légèrement diurétiques suffisent à favoriser l'élimination.

Quant à la néphrite grave, heureusement exceptionnelle, elle se traduit habituellement par de l'urémie; les phénomènes graves qui en sont la conséquence doivent être combattus avec d'autant plus d'énergie que leur marche est ordinairement très rapide : la saignée locale sur les reins, les purgatifs drastiques, les diurétiques seront successivement ou simultanément indiqués, mais nous ne pouvons nous étendre sur cette question qui est celle du traitement des néphrites aiguës.

CONCLUSIONS

I. — Les effets de la cantharide appliquée à la peau sous forme de vésicatoire se font sentir fréquemment sur l'ensemble de l'appareil urinaire.

II. — Les formes du cantharidisme réno-vésical sont diverses ; elles peuvent constituer soit une cystite, soit une néphrite légère, soit une néphrite grave.

III. — La cystite, forme la plus communément observée, peut être ou ne pas être accompagnée d'albuminurie.

IV. — La néphrite catarrhale cantharidienne est souvent latente, elle peut se traduire exclusivement par l'apparition de l'albumine dans l'urine sans aucun trouble fonctionnel.

V. — Cette forme, spéciale à certains individus, paraît favorisée par l'existence d'une maladie aiguë déterminant la congestion passagère du rein.

VI. — En cas d'albuminurie transitoire dans une phlegmasie, il faut toujours songer à l'action possible du vésicatoire.

Paris. — A. PARENT, imp. de la Fac. de médec., rue M.-le-Prince, 31.
A. DAVY, successeur.

www.ingramcontent.com/pod-product-compliance
Ingram Content Group UK Ltd.
Pitfield, Milton Keynes, MK11 3LW, UK
UKHW021122230726
13926UKWH00002B/601